BEI GRIN MACHT SICH IHR WISSEN BEZAHLT

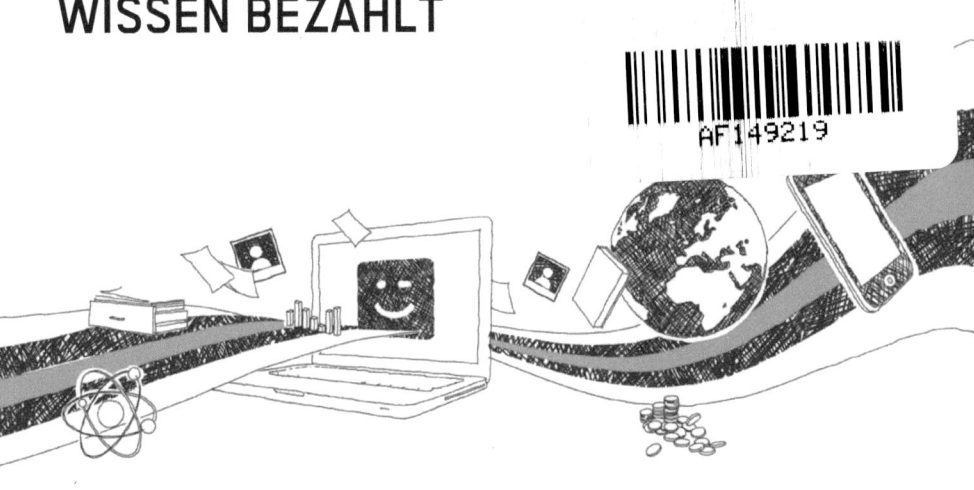

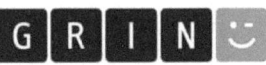

Helene Warkentin

Armut und soziale Sicherung

GRIN Verlag

Bibliografische Information der Deutschen Nationalbibliothek:

Die Deutsche Bibliothek verzeichnet diese Publikation in der Deutschen National-
bibliografie; detaillierte bibliografische Daten sind im Internet über http://dnb.d-
nb.de/ abrufbar.

Impressum:

Copyright © 2006 GRIN Verlag GmbH
Druck und Bindung: Books on Demand GmbH, Norderstedt Germany
ISBN: 978-3-638-77692-9

Dieses Buch bei GRIN:

http://www.grin.com/de/e-book/67785/armut-und-soziale-sicherung

GRIN - Your knowledge has value

Der GRIN Verlag publiziert seit 1998 wissenschaftliche Arbeiten von Studenten, Hochschullehrern und anderen Akademikern als eBook und gedrucktes Buch. Die Verlagswebsite www.grin.com ist die ideale Plattform zur Veröffentlichung von Hausarbeiten, Abschlussarbeiten, wissenschaftlichen Aufsätzen, Dissertationen und Fachbüchern.

Besuchen Sie uns im Internet:

http://www.grin.com/

http://www.facebook.com/grincom

http://www.twitter.com/grin_com

Armut und Soziale Sicherung

Universität Bremen

Von: Helene Warkentin

Datum: 08.07.2006

Studiengang: Public Health/ Gesundheitswissenschaften

Vorlesung: Recht/Modul 22

1 Inhaltsverzeichnis

2 Einleitung

Armut ist zu verstehen als Chancenmangel, ein Leben zu führen, das gewissen Minimalstandards entspricht. Die Vorstellungen und Ursachen von Armut sind zeitlich und örtlich verschieden. Von der WHO (Weltgesundheitsorganisation) wird Armut nach dem Einkommen definiert. Danach ist arm, wer monatlich weniger als die Hälfte des durchschnittlichen Pro-Kopf-Einkommens seines Landes zur Verfügung hat. In Deutschland lag die Armutsgrenze nach Maßstäben der Europäischen Union 2003 bei 938 Euro (60% des mittleren Pro-Kopf-Einkommens).

Neben dem Einkommen können auch andere Merkmale der Armut herangezogen werden, wie z.B. genügend Geld für Heizung im Haushalt, ausreichende Kleidung, regelmäßige Mahlzeiten etc.

Im Großen und Ganzen wird Armut also als Mangelversorgung mit materiellen Gütern und Dienstleistungen (z.B. keine Bildungsmöglichkeit) verstanden.[1]

Trotz Schwankungen der Einkommensarmen zwischen 1985 und 1998 ist ihr Anteil in Deutschland relativ gleich geblieben. In den achtziger Jahren ging er jedoch zunächst zurück, stieg dann aber kurze Zeit später wieder um einige Prozente an. 1998 lebten 9.1 Prozent der Bundesbürger in Einkommensarmut.[2] Nach Dänemark und Schweden gehört Deutschland zu den Ländern Europas mit der niedrigsten Armutsquote und relativ geringer Armut. Trotzdessen bleibt die Armutsbekämpfung ein zentrales politisches Ziel der Bundesregierung.

Mit der Agenda 2010 wollte die letzte Bundesregierung ihr umfassendes Reformprogramm in einen übergreifenden Politikansatz integrieren. Die Reformen sollten erklärtermaßen auch für die Schaffung von mehr Teilhabe- und Verwirklichungschancen für alle sorgen und dabei helfen, durch den Ausbau von Sozialleistungen ökonomische Ungleichheiten auszugleichen, den materiellen Status zu sichern und erfolgreich dazu beizutragen, Armut und soziale Ausgrenzung zu verhindern.[3]

Doch wie bzw. durch welche Sicherungssysteme wird Armut in Deutschland de facto bekämpft?

---

[1] Vgl.: http://de.wikipedia.org/wiki/Armut, 25.04.2006
[2] Vgl.:Hans Böckler Stiftung (Hrsg.): Armut und Reichtum in Deutschland. Düsseldorf 01.2003, S. 16-17.
[3] Vgl.:Benz, B.: Sozialpolitik in Deutschland. VS Verlag für Sozialwissenschaften. Wiesbaden 2004, S. 366-367.

Speziell beabsichtige ich in dieser Arbeit, mein Augenmerk auf die unterschiedlichen Faktoren zu lenken, die Armut beeinflussen und zu klären, welche sozialen Sicherungssysteme bei der Armutsbekämpfung unterstützen. Da dies ein sehr umfangreiches Thema ist, gehe ich nur auf die wesentlichen Armutsrisiken und die dazugehörigen Sicherungssysteme zur Bekämpfung von Armut näher ein.

3 Armut in Deutschland

Einkommensarmut ist in Deutschland nicht nur ein Problem kinderreicher Familien , von Alleinerziehenden und Arbeitslosen. Auch sind viele behinderte Menschen davon betroffen.

3.1 Menschen mit Behinderung

3.1.1 Armutsrisiko behinderter Menschen

Laut Angaben des Statistischen Bundesamtes lebten im Mai 2003 in Deutschland 8.4 Mill. Menschen mit einer Behinderung. Im Durchschnitt war das somit jeder zehnte Bundesbürger. Die Zahl der behinderten Menschen ist gegenüber 1999 um 3% bzw. 273 000 Personen gestiegen.

Rund 6.7 Mill. Menschen waren schwerbehindert; 1.7 Mill. Menschen waren leicht behindert. Mehr als die Hälfte der Behinderten waren Männer (etwa 54%). Behinderungen sind vor allem bei älteren Menschen zu verzeichnen. 72% der behinderten Menschen sind 55 Jahre oder älter. Bei den nichtbehinderten Personen betrug demgegenüber der entsprechende Anteil dieser Altersgruppe nur 28%. Menschen im Alter von 25 bis 44 Jahren, bei denen eine Behinderung vorliegt, leben häufig unter anderen Umständen als nichtbehinderte Menschen gleichen Alters.

- So leben behinderte Menschen im Alter von 25 bis 44 Jahren öfter allein und sind häufiger ledig als in der Vergleichsgruppe in dieser Altersklasse. Der Anteil der allein Lebenden behinderten Menschen bei den 25- bis 44-Jährigen liegt bei 25%; bei den Nichtbehinderten bei 17%. Der Anteil der Ledigen unter den behinderten Menschen beträgt in dieser Altersgruppe 49%; unter Nichtbehinderten 34%.

- Des Weiteren haben behinderte Menschen im Alter von 25 bis 44 Jahren häufig keinen Schulabschluss (15%); bei den Nichtbehinderten derselben Altersgruppe sind es deutlich weniger (2%).

- Ebenso zeigt sich am Arbeitsmarkt eine vergleichsweise geringe Teilhabe behinderter Menschen, vor allem auch der jungen Menschen mit einer Behinderung . 72% der Behinderten im Alter von 25 bis 44 sind erwerbstätig oder suchen nach einer Tätigkeit. Bei den Nichtbehinderten sind es 88%. Somit stehen behinderte Menschen dem Arbeitsmarkt häufiger nicht zur Verfügung als Nichtbehinderte.

- Entsprechend verdienen behinderte Menschen auch deutlich weniger als Nichtbehinderte.[4]

---

[4] Vgl.:http://www.ot-forum.de/e6849/e6900/index_ger.html, 25.04.2006.

Der Armutsbericht der Bundesregierung belegt, dass behinderte Menschen, bei denen die Behinderung zum Ende des Erwerbslebens einsetzt oder sogar schon nach dem Ausscheiden des Erwerbslebens, von Einkommensarmut nicht überdurchschnittlich betroffen sind. Ein hohes Armutsrisiko ist jedoch bei denjenigen festzustellen, die seit Anbeginn ihrer Berufstätigkeit behindert sind und damit eingeschränkten Berufstätigkeiten nachgehen. Hinzu kommt auch, dass die Behinderung oft mit finanziellem Aufwand verbunden ist. Im Regelfall sind die Kosten von den betroffenen Haushalten selbst zu tragen, so dass die Gefahr besteht, dass ein Behindertenhaushalt verarmt. [5]

Trotz der sozialen Sicherungssysteme, die darauf ausgerichtet sind, Armut und soziale Ausgrenzung zu verhindern, gibt es in Deutschland noch erhebliche Ungleichheiten zwischen Menschen mit bzw. ohne Behinderung. In der Behindertenpolitik bleibt somit die Herausforderung bestehen, eine größere Chancengleichheit von Behinderten und Nichtbehinderten zu verwirklichen.

3.1.2 Leistungen zur Teilhabe am Arbeitsleben

Für diese Personengruppe gibt es unterschiedliche Förderungsmaßnahmen, darunter die berufsfördernde Leistungen. Über das Schwerbehindertengesetz soll erreicht werden, dass Betriebe genügend Arbeitsplätze für Menschen mit Behinderungen haben. Seit dem 1. Januar 2004 müssen die Arbeitgeber in Unternehmen und Institutionen mit mindestens 20 Beschäftigten pro Monat wenigstens sechs Prozent der Arbeitsplätze Schwerbehinderten zur Verfügung stellen. Ist dies jedoch nicht der Fall, müssen die Arbeitgeber für jeden nicht besetzten Pflichtplatz eine Ausgleichsabgabe entrichten, deren Höhe zwischen 105 und 260 EUR schwankt und sich nach dem erreichten Beschäftigungsgrad richtet. Diese Mittel werden einerseits dafür verwendet, Betrieben bei der Arbeitsplatzgestaltung für Behinderte behilflich zu sein, andererseits bei der Förderung des Ausbildungsplatz- und Arbeitsplatzangebotes für Behinderte.[6] In Betrieben und Verwaltungen, die mindestens fünf Schwerbehinderte nicht nur vorübergehend beschäftigen, wird eine Vertrauensfrau oder ein Vertrauensmann (Schwerbehindertenvertretung) der schwerbehinderten Menschen gewählt.

---

[5]Vgl.: Bundesministerium für Gesundheit und soziale Sicherung: Soziale Sicherung. Bonn 2005, S.56-65.
[6] Vgl.:Benz, B.: Sozialpolitik in Deutschland. VS Verlag für Sozialwissenschaften. Wiesbaden 2004, S. 208.

Die Schwerbehindertenvertretung soll die Menschen mit einer Behinderung fördern und die Interessen der schwerbehinderten Menschen vertreten. Damit schwerbehinderte Menschen ein gesichertes und angemessenes Arbeitsleben haben, können im Einzelfall besondere Hilfen notwendig werden, welche die Leistungen zur Teilhabe am Arbeitsleben ergänzen. Etwa in Form von Geldleistungen der Bundesagentur für Arbeit sowie der Integrationsämter. Solche Leistungen werden beispielsweise gewährt, wenn eine Maschine am Arbeitsplatz behindertengerecht umgerüstet werden muss. Des Weiteren haben schwerbehinderte Menschen Anspruch auf so genannte Nachteilsausgleiche, die in der Regel davon abhängen, ob noch weitere gesundheitliche Voraussetzungen vorliegen. Als Bestätigung der Schwerbehinderteneigenschaft und zur Inanspruchnahme der Nachteilsausgleiche, dient der Schwerbehindertenausweis. Zu den Ausgleichsleistungen gehören z.B.:

- Steuererleichterungen (insbesondere Behinderten-Pauschbetrag)
- Parkerleichterungen
- Vergünstigungen bei der Kraftfahrzeugsteuer
- Unentgeltliche Beförderung im öffentlichen Personenverkehr
- Befreiung von der Rundfunkgebührenpflicht[7]

Die Leistungen zur Teilhabe am Arbeitsleben umfassen insbesondere auch:

- „Hilfen, um einen Arbeitsplatz zu erhalten oder zu erlangen, einschließlich Leistungen zur Beratung und Vermittlung, Trainingsmaßnahmen und Mobilitätshilfen • Berufsvorbereitung einschließlich einer Grundausbildung, die wegen der Behinderung erforderlich ist (z. B. für blinde Menschen)
- berufliche Anpassung, Ausbildung, Weiterbildung einschließlich eines schulischen Abschlusses, der erforderlich ist, um an einer beruflichen Weiterbildung teilzunehmen.
- sonstige Hilfen zur Förderung der Teilhabe am Arbeitsleben, um behinderten Menschen eine angemessene und geeignete Beschäftigung oder eine selbstständige Tätigkeit zu ermöglichen und zu erhalten."[8]
-

---

[7]vgl.: Bundesministerium für Gesundheit und soziale Sicherung: Soziale Sicherung. Bonn 2005, S.59.
[8] Bundesministerium für Gesundheit und soziale Sicherung: Soziale Sicherung. Bonn 2005, S.57.

3.1.3 Leistungen zur Rehabilitation

Rehabilitationsmaßnahmen sind Maßnahmen zur Wiedereingliederung von Menschen mit Behinderung in die Gesellschaft. Die Ursachen für eine Behinderung spielen dabei keine Rolle. Es werden alle unterstützt, Menschen mit Kriegsleiden genauso, wie Menschen nach Arbeits- und Verkehrsunfällen, nach Krankheiten, Verschleißerscheinungen oder Menschen, die von Geburt an behindert sind. Das Sozialgesetzbuch, Neuntes Buch - Teilhabe und Rehabilitation behinderter Menschen - ist am 1. Juli 2001 in Kraft getreten. Das SGB IX soll die bestehende Unübersichtlichkeit beenden und bereichsübergreifend wirksam sein.[9]

Im Mittelpunkt sollen laut Bundesgesundheitsministerium bei Menschen mit einer Behinderung und von Behinderung bedrohten Menschen ihre selbstbestimmte Teilhabe am gesellschaftlichem Leben und die Beseitigung von Hindernissen, die ihrer Chancengleichheit entgegenstehen, und nicht nur die Fürsorge und die Versorgung dieser Menschen stehen. Durch verbesserte Rechte gehe es um ein besseres Leben für viele Menschen. Deswegen sind die Bestimmungen des SGB IX darauf ausgelegt, dieses Ziel mit beruflichen, sozialen und medizinischen Leistungen schnell, wirkungsvoll und auf Dauer zu erreichen. Entsprechend dieser Zielsetzung sind die Leistungen als "Leistungen zur Teilhabe" zusammengefasst. Menschen mit einer Behinderung und von Behinderung bedrohten Menschen soll es somit ermöglicht werden, ihre eigenen Belange so weitgehend wie es nur möglich ist selbst und eigenverantwortlich zu bestimmen.[10]

Die Leistungen zur medizinischen Rehabilitation umfassen vor allem:

- ärztliche und zahnärztliche Behandlung
- Verbands- und Arzneimittel
- Heilmittel, einschließlich Krankengymnastik, Bewegungstherapie, Sprachtherapie und Beschäftigungstherapie
- Ausstattung mit Körperersatzstücken, orthopädischen und anderen Hilfsmitteln einschließlich der notwendigen Änderung, Instandsetzung und Ersatzbeschaffung sowie der Ausbildung im Gebrauch der Hilfsmittel
- Belastungserprobung und Arbeitstherapie
- Früherkennung u. Frühförderung behinderter u. von Behinderung bedrohter Kinder

---

[9] Vgl.:Bundesministerium für Gesundheit und soziale Sicherung: Soziale Sicherung. Bonn 2005, S.56.
[10] Vgl.:Bundesministerium für Gesundheit und soziale Sicherung: Soziale Sicherung. Bonn 2005, S.56.

Bei Bedarf werden diese Maßnahmen zur medizinischen Rehabilitation ambulant oder stationär durch Rehabilitationsdienste und –einrichtungen durchgeführt und schließen die erforderliche Unterkunft und Verpflegung ein.[11]

3.1.4 Sicherung des Lebensunterhaltes

Je nachdem, welcher Leistungsträger zuständig ist, erhalten Menschen mit einer Behinderung, während der medizinischen Maßnahmen zur Rehabilitation zur Sicherung Ihres Lebensunterhaltes in der Regel entweder Krankengeld, Versorgungskrankengeld, Verletztengeld oder Übergangsgeld. Das Krankengeld darf 70 % des entgangenen Nettoarbeitsentgelts nicht übersteigen. Anstelle des Krankengeldes wird in der Rentenversicherung ein Übergangsgeld gezahlt, das 75% bzw. 68% des letzten Nettoverdienstes beträgt. Die höhere Leistung erhalten Versicherte mit Familienpflichten. Bei Erhalt von Leistungen zur Teilhabe am Arbeitsleben erhalten behinderte Menschen Übergangsgeld in gleicher Höhe. Ist die Bundesagentur für Arbeit zuständig, leistet sie Übergangsgeld, wenn bestimmte Versicherungszeiten in der Arbeitslosenversicherung nachgewiesen werden. Darüber hinaus leistet die Bundesagentur für Arbeit im Rahmen der beruflichen Erstausbildung behinderter Jugendlicher und junger Erwachsener mit einer Behinderung unter bestimmten Voraussetzungen ein Ausbildungsgeld.[12]

3.2 Familienhaushalte bzw. Alleinerziehendenhaushalte

3.2.1 Risiken eines Familienhaushaltes bzw. Alleinerziehendenhaushaltes

Armut ist auch ein Problem von Familienhaushalten. Um mehrere Kinder versorgen zu können, bedeutet dies für die Familie häufig, dass ein Elternteil auf Vollzeitbeschäftigung verzichten muss oder auch überhaupt auf die gesamte Erwerbstätigkeit. Dies wiederum führt zu einem geringeren Einkommen und zu einer zusätzlichen Belastung der Familie.[13] Das Armutsrisiko ist bei Familien mit Kindern somit auch höher als bei Familien ohne Kinder. Besonders schwer fällt es aber den Alleinerziehenden, Kinderbetreuung und Erwerbstätigkeit miteinander zu vereinbaren. Somit ist das Armutsrisiko bei Alleinerziehenden noch höher als in ehelichen Familien. Die Armutsquote bei Alleinerziehenden ist etwa dreimal so hoch wie in der Gesamtbevölkerung. Damit sind Alleinerziehende eine physisch und psychisch stark belastete gesellschaftliche Gruppe, die einen entsprechend schlechteren Gesundheitszustand aufweist.

---

[11] Vgl.:Bundesministerium für Gesundheit und soziale Sicherung: Soziale Sicherung. Bonn 2005, S.57.
[12] Vgl.:Bundesministerium für Gesundheit und soziale Sicherung: Soziale Sicherung. Bonn 2005, S.57-58.
[13] Vgl.:Hans Böckler Stiftung (Hrsg.): Armut und Reichtum in Deutschland. Düsseldorf 2003, S. 18.

Das durchschnittliche Haushaltsnettoeinkommen von Familien hat 2003 gegenüber 1998 deutlich zugenommen. Der Zuwachs ist zumindest bei Paaren mit mehr als einem Kind größer als bei kinderlosen Paaren.

3.2.2 Soziale Unterstützung: Kindergeld

Der Grund für den Zuwachs des Haushaltsnettoeinkommens hängt mit der sozialen Sicherung zusammen. So hat beispielsweise jede/r in Deutschland lebende Erziehungsberechtigte Anspruch auf Kindergeld.

Dies gilt auch für Ausländer, wenn sie eine Aufenthaltsberechtigung haben. Kindergeld können aber auch diejenigen bekommen, die beispielsweise aus beruflichen Gründen, für einen längeren Zeitraum im Ausland leben. Der Staat zahlt das Geld allerdings nur für Kinder, die im selben Bundesland leben (wobei es auch hier Ausnahmen gibt). Kindergeld erhalten Eltern und Elternteile auch für

- Kinder des Ehegatten, wenn diese in ihrem Haushalt leben

- Pflegekinder, wenn sie für eine längere Zeit zu ihrer Familie gehören, nicht mehr unter der Obhut und Pflege ihrer Eltern stehen und im Haushalt mitleben.

- Enkelkinder, wenn sie im Haushalt leben.

Kindergeld wird in jedem Fall ausgezahlt, wenn die oben genannten Kriterien gegeben sind und wenn das Kind das 18. Lebensjahr noch nicht vollendet hat. Unter bestimmten Umständen bekommt man jedoch weiterhin Kindergeld, bis maximal 27 Jahren, wenn das Kind noch zur Schule geht oder einen Beruf erlernt und seine Einkünfte 7.680 EUR im Kalenderjahr nicht übersteigen. Besondere Ausbildungskosten sind von den Einkünften und Bezügen abzuziehen. Hierzu zählen beispielsweise Aufwendungen für Wege zwischen Wohnung und Ausbildungsstätten, für benötigte Bücher und Arbeitsmittel in der Ausbildung, aber auch Studiengebühren.

Des Weiteren wird Kindergeld weiterhin ausgezahlt, wenn der junge Mensch ein freiwilliges soziales oder ökologisches Jahr nach den freiwilligen Förderungsgesetzen oder einen Freiwilligendienst im Aktionsprogramm <Jugend> der EU oder auch einen anderen Dienst im Ausland leistet.

Bezahlt wird Kindergeld auch noch, wenn eine Berufsausbildung mangels Ausbildungsplatzes nicht begonnen oder fortgesetzt werden konnte. Eltern erhalten unter bestimmten Voraussetzungen auch dann noch Kindergeld, wenn der junge Mensch älter als 27 ist.

Kindergeld wird für über 27- jährige Söhne gezahlt, wenn sie noch in der Ausbildung sind und den gesetzlichen Grundwehr- oder Zivildienst oder einen vergleichbaren Dienst geleistet haben. Die Altersgrenze erhöht sich hier um den Zeitraum, der der Dauer des Zivildienstes oder des Grundwehrdienstes entspricht. Die Einkünfte dürfen auch in diesem Falle nicht mehr als 7.680 EUR jährlich betragen.[14]

3.2.3 Soziale Unterstützung: Kinderbetreuung

Familie und Beruf – dies ist häufig ein Problem der ungelösten Kinderbetreuung. Durch die gesetzliche Neuregelung, die seit dem 1. Januar 1999 gültig ist, ist der Kindergartenplatz uneingeschränkt. Jedes Kind hat somit vom vollendeten dritten Lebensjahr an bis zum Tag des Schuleintritts Anspruch auf Unterbringung in einer Tageseinrichtung. Allerdings sind die Öffnungszeiten der Kindergärten häufig nicht geeignet, einer vollen bzw. nicht einmal einer Teilzeitbeschäftigung nachzugehen. Es werden auch Ganztagsangebote für Kinder unter drei bzw. über sechs benötigt. „Das Kinder- und Jugendhilfegesetz (KJHG) nimmt die Träger der öffentlichen Jugendhilfe zwar insofern in Pflicht, als es ihnen aufgibt, darauf hinzuwirken, die Angebote für diese Altersgruppe bedarfsgerecht auszubauen. Da sich hier aber kein Rechtsanspruch ergibt, bleibt die Umsetzung in der Verantwortung der dafür zuständigen Länder und Kommunen. Der Bundesgesetzgeber arbeitet daher zur Zeit an einer diesbezüglichen Präzisierung für die Altersgruppe der 0- bis 3-Jährigen."[15]

3.2.4 Soziale Unterstützung: Kindererziehungszeiten

Kindererziehungszeiten werden in der Gesetzlichen Rentenversicherung als Pflichtbeitrags-zeiten seit dem Rentenreformgesetz 1992 anerkannt. Für Kinder, die noch vor 1992 geboren wurden, wird ein Jahr, für Kinder, die jedoch ab 1992 geboren wurden, werden drei Jahre in Höhe des Durchschnittsentgelts aller Versicherten als fiktives eigenes Einkommen angerechnet. Wahlweise können dann Väter und Mütter Zeiten in ihrer Rentenbiographie ausgleichen, in denen sie durch die Kindererziehung über ein geringeres bzw. kein Einkommen verfügten. Der Rentenanspruch wird später in jedem Fall erhöht, da die Kindererziehungszeiten additiv zu einem möglichen Erwerbseinkommen in diesen drei Jahren angerechnet werden. Diese Regelung gilt auch für nicht verheiratete Frauen und Männer, die Kinder erziehen, sowie für Alleinerziehende. [16]

---

[14]Vgl.: Bundesministerium für Gesundheit und soziale Sicherung: Soziale Sicherung. Bonn 2005, S.6-7.
[15] Boeckh J.: Sozialpolitik in Deutschland.VS Verlag für Sozialwissenschaften. Wiesbaden 2004, S.271.
[16] Vgl.: Boeckh J.: Sozialpolitik in Deutschland.VS Verlag für Sozialwissenschaften. Wiesbaden 2004, S.271.

3.2.5 Soziale Unterstützung: Erziehungsgeld

Kindererziehung ist eine wichtige Leistung. Oft unterbrechen oder minimieren Mütter und Väter ihre Erwerbstätigkeit für einige Jahre. Damit dieser Zeitraum auch finanziell anerkannt wird, erhalten Mütter und Väter seit Anfang 1986 Erziehungsgeld.[17] Durch die Reform des Bundeserziehungsgeldgesetzes haben auch Asylberechtigte und Flüchtlinge sowie eheähnliche Lebensgemeinschaften seit dem 1. Januar 2001 einen Leistungsanspruch.[18] Der monatlich ungekürzte Erziehungsgeldanspruch beträgt monatlich höchstens 307 EUR und kann maximal bis zum zweiten Geburtstag des Kindes bezahlt werden. Wie folgt gestalten sich die Einkommensgrenzen seit dem 1. Januar 2001:

Im ersten halben Jahr   51.130 EUR (Partner mit einem Kind)

                                    38.850 EUR (Alleinerziehende mit einem Kind)

Ab dem ersten halben Jahr   16.470 EUR (Partner mit einem Kind)

                                    13.498 EUR (Alleinerziehende mit einem Kind)

Die Einkommensgrenze erhöht sich um einen Kinderzuschlag von 3.140 EUR für jedes weitere Kind. Übersteigt jedoch das Einkommen die Einkommensgrenze, so entfällt der Anspruch.[19]

Anspruch auf Bundeserziehungsgeld haben Mütter oder Väter, wenn sie

- sich in Deutschland aufhalten oder einen Wohnsitz hier haben
- das Sorgerecht für das Kind haben
- das Kind erziehen und betreuen und wenn es im gemeinsamen Haushalt lebt
- keine oder keine volle Erwerbstätigkeit ausüben, wobei bis zu 30 Stunden in der Woche gearbeitet werden darf, ohne den Anspruch auf Erziehungsgeld zu verlieren.

Ebenfalls haben Väter ohne Sorgerecht Anspruch auf Erziehungsgeld, wenn die Mutter dem Antrag zustimmt.[20]

---

[17] Vgl.: Bundesministerium für Gesundheit und soziale Sicherung: Soziale Sicherung. Bonn 2005, S.8.

[18] Vgl.: Boeckh J.: Sozialpolitik in Deutschland.VS Verlag für Sozialwissenschaften. Wiesbaden 2004, S.271.

[19] Vgl.: Boeckh J.: Sozialpolitik in Deutschland.VS Verlag für Sozialwissenschaften. Wiesbaden 2004, S.271.

[20] Vgl.: Bundesministerium für Gesundheit und soziale Sicherung: Soziale Sicherung. Bonn 2005, S.8.

3.2.6 Soziale Unterstützung: Elternzeit

Mit dem Reformgesetz aus dem Jahr 2001 sind gleichzeitig die Regelungen zur Elternzeit (früher Erziehungsurlaub) verändert worden und sollen zu einer Erleichterung der Vereinbarkeit von Familie und Beruf führen, sowie größere Spielräume für eine zusätzliche Kinderbetreuung durch beide Elternteile eröffnen. Anspruch auf Elternzeit haben alle Mütter und Väter, die in einem Arbeitsverhältnis stehen. Pro Kind ist die Elternzeit auf maximal drei Jahre begrenzt. Während dieser drei Jahre kann der Arbeitgeber den Arbeitsvertrag nicht kündigen. Bei berufstätigen Eltern kann die Elternzeit frei aufgeteilt werden, aber auch gemeinsam genommen werden. Zudem haben Mütter und Väter während der Elternzeit Rechtsanspruch auf Teilzeitarbeit im Umfang von bis zu maximal 30 Stunden pro Woche. Im Anschluss hat jedes Elternteil das Recht auf Rückkehr zu der Arbeitszeit, die vor Beginn der Elternzeit galt.[21]

3.2.7 Soziale Unterstützung: Wohngeld und sonstige Transfers

Das Wohngeld ist nicht unbedingt nur eine familienspezifische Sozialleistung. Es zeigt sich jedoch, dass vor allem in mittleren und großen Städten und dort vor allem Familien mit Kindern Schwierigkeiten haben, einen bezahlbaren und angemessenen Wohnraum zu finden. Zudem zeigt sich bei Haushalten mit niedrigem Sozial- bzw. Erwerbseinkommen, dass hier der Anteil der Wohnkosten an den Gesamtausgaben des Haushaltes überdurchschnittlich ist. Die Leistungen des Wohngeldgesetzes richten sich nach Tabellenwerten, die die Höhe des Haushaltseinkommens, die Größe des Haushaltes und der bezuschussungsfähigen Miete berücksichtigen. Ein Mietzuschuss wird gewährt, wenn das Einkommen unterhalb des nach den persönlichen Verhältnissen berechneten zumutbaren Höchstbetrages liegt.

Die Aufwendungen für Wohngeld betrugen im Jahr 2001 für Wohngeld ca. 3.5 Mrd. EUR. Die Finanzierung erfolgt jeweils zur Hälfte durch den Bund und die Länder. Die Durchführung obliegt den Landkreisen und kreisfreien Städten, die hierfür besondere Wohngeldstellen einrichten.

Im Bereich der kinderbezogenen Leistungen gibt es noch eine Vielzahl weiterer Bestimmungen für sonstige Transferleistungen:[22]

- „die beitragsfreie Familienversicherung für Kinder in der Gesetzlichen Kranken- und Pflegeversicherung sowie Zuzahlungsbefreiungen für Kinder im Krankheitsfall,

---

[21] Vgl.: Boeckh J.: Sozialpolitik in Deutschland.VS Verlag für Sozialwissenschaften. Wiesbaden 2004, S.272.

[22] Vgl.: Boeckh J.: Sozialpolitik in Deutschland.VS Verlag für Sozialwissenschaften. Wiesbaden 2004, S.272-273.

- die beitragsfreie, aus den Ansprüchen der Eltern abgeleitete Hinterbliebenenversorgung für Kinder in der Gesetzlichen Renten- und Unfallversicherung,

- der gesetzliche Unfallversicherungsschutz in Kinderbetreuung, Schule und (Hochschul-) Ausbildung,

- die Ausbildungsfinanzierung und –förderung nach Bundesausbildungsförderungsgesetz (BAföG),

- die Berücksichtigung von Kindern bei der Berechnung von Sozialleistungen nach Sozialgesetzbuch III oder bei der staatlichen Förderung von Wohneigentum (Baukindergeld)."[23]

3.2.8 Sonderregelungen in der sozialen Sicherung Alleinerziehender

Allgemein zielen gesetzliche Vorschriften auf eine materielle Besserstellung der alleinerziehenden Mütter und Väter. Zur Sicherung des Unterhalts von Kindern alleinstehender Mütter und Väter durch Unterhaltsvorschüsse oder –ausfallleistungen wird der Möglichkeit Rechnung getragen, dass nach der Scheidung der Ehe der unterhaltpflichtige Partner seinen Zahlungsverpflichtungen gegenüber dem anspruchsberechtigten Kind nicht nachkommt. Für das Kind kann bis zum 12. Lebensjahr für höchstens sechs Jahre ein Mindestunterhalt bezahlt werden, somit werden die daraus resultierenden finanziellen Belastungen vermindert. Der Mindestunterhalt ergibt sich aus den Sätzen der Regel-Unterhalt-Verordnung des bürgerlichen Gesetzbuches. Danach beträgt der Unterhaltsvorschuss seit dem 1. Januar 2002 monatlich

- Für unter sechsjährige Kinder	111EUR (alte Bundesländer)
	97EUR (neue Bundesländer)
- Für Kinder zwischen 6 und 12 Jahren	151EUR (alte Bundesländer)
	134EUR (neue Bundesländer).

Zu diesen Beträgen addiert sich noch die Hälfte des Kindergeldes. Vom Bund werden die Leistungen finanziert und über die Unterhaltsvorschusskassen der kommunalen Jugendämter gewährt. Da das Unterhaltsvorschussgesetz den zu verpflichtenden Elternteil nicht aus der Leistungspflicht entlässt, gehört es auch zu deren Aufgaben, bei dem zahlungspflichtigen Elternteil die geleisteten Zahlungen wieder einzufordern (Rückgriff). Der besonderen

---

[23] Boeckh J.: Sozialpolitik in Deutschland.VS Verlag für Sozialwissenschaften. Wiesbaden 2004, S.273.

materiellen und sozialen Situation von Alleinerziehenden wird im BSHG (Bundessozialhilfegesetz) durch Sondertatbestände Rechnung getragen.[24]

- „So ist die Familiensubsidiarität dadurch eingeschränkt, dass die Eltern von Alleinerziehenden bis zur Vollendung des sechsten Lebensjahres des Kindes nicht zu Unterhaltsleistungen herangezogen werden dürfen.
- Nach § 23 Absatz 2 BSHG steht Alleinerziehenden mit einem Kind unter 7 Jahren bzw. mit zwei oder drei Kindern unter 16 Jahren ein Mehrbedarfszuschlag von 40 % auf den Regelsatz zu. Bei vier oder mehr Kindern unter 16 Jahren erhöht sich der Zuschlag noch einmal um 20 %.
- Die Verordnung zur Durchführung des §22 BSHG (Regelsatzverordnung) sieht für die Kinder von Alleinerziehenden einen erhöhten Regelsatz vor. Statt 50 % des Eckregelsatzes erhalten sie 55 %."[25]

Für alle Sozialhilfebezieher gilt, dass das gewährte Erziehungsgeld nicht auf die Sozialhilfe angerechnet wird. Für Alleinerziehende ergibt sich aber daraus für die Dauer der Erziehungsgeldzahlung ein relativ gesehen günstiges Einkommensniveau. Diesen Sonderleistungen stehen auch Einschränkungen gegenüber. Nachdem die Regelungen des Bundessozialhilfegesetzes zu den Haushaltsfreibeträgen für Alleinerziehende als verfassungswidrig erklärt wurden, werden diese sukzessiv abgeschmolzen. Dies soll durch Entlastung für Betreuung und Erziehung im Familienlastenausgleich kompensiert werden, was jedoch bei vielen Alleinerziehenden aufgrund des niedrigen durchschnittlichen Haushaltseinkommens bzw. der erhöhten Sozialhilfeempfängerquote in dieser Zielgruppe wohl nicht der Fall sein wird.[26]

3.3 Arbeitslosigkeit

3.3.1 Armutsrisiko bei Arbeitslosen

Arbeitslosigkeit tritt in unterschiedlichen Formen auf und ist somit für die Betroffenen von unterschiedlicher Qualität:

- friktionelle Arbeitslosigkeit wird als eine kurze Phase der Beschäftigungslosigkeit bezeichnet. Diese ist gekennzeichnet durch

---

[24] vgl.: Boeckh J.: Sozialpolitik in Deutschland.VS Verlag für Sozialwissenschaften. Wiesbaden 2004, S.269-270.
[25] Boeckh J.: Sozialpolitik in Deutschland.VS Verlag für Sozialwissenschaften. Wiesbaden 2004, S.270.

[26] Vgl.: Boeckh J.: Sozialpolitik in Deutschland.VS Verlag für Sozialwissenschaften. Wiesbaden 2004, S.270.

Beendigung des einen und der Aufnahme eines anderen
Beschäftigungsverhältnisses.

- **strukturelle** Arbeitslosigkeit entsteht dann, wenn durch veränderte
  Wettbewerbsbedingungen ganze Branchen in eine Krise geraten (z.b. die
  Schließung von Industrien).

- **konjunkturelle** Arbeitslosigkeit beschreibt einen durch
  Nachfrageschwankungen im Konsum- und Investitionsgüterbereich ausgelösten
  Stellenabbau.

- **Kurzarbeit** tritt dann auf, wenn ein nur vorübergehender Arbeitsausfall zu
  erwarten und nach Überwindung des Ausfalls mit einer Weiterbeschäftigung
  zu rechnen ist. Diese kann vom Arbeitgeber bei Arbeitsamt gemeldet werden.
  Danach hat der Arbeitnehmer Anspruch auf Leistungen nach Sozialgesetzbuch
  III (Kurzarbeitergeld).

- **erzwungene Teilzeitbeschäftigung** stellt eine Form der Unterbeschäftigung
  dar und liegt dann vor, wenn das Arbeitsangebot keine Vollzeitbeschäftigung
  erlaubt, auch wenn der Arbeitnehmer dies selbst wünscht.[27]

Die von Armut am stärksten betroffene Gesellschaftsgruppe sind die Arbeitslosen und ihre
Angehörigen.
In Arbeitslosenhaushalten liegt die Armutsquote mehr als dreimal so hoch, wie in der
Gesamtbevölkerung- mit steigender Tendenz. Arbeitslose sind nicht so weit abgesichert, dass
ein Abstieg unter die Armutsgrenze verhindert werden kann. Das Armutsrisiko ist dabei umso
größer, je länger die Arbeitslosigkeit anhält, so dass diese Menschen oft von extremer Armut
(bis hin zur Obdachlosigkeit) betroffen sind. Die Betroffenen von extremer Armut stellen nur
geringe Ansprüche an die sozialen Sicherungssysteme. Zu den Ursachen einer
Arbeitslosigkeit zählen vor allem mangelnde Qualifikation, gesundheitliche Einschränkung,
Straffälligkeit oder Drogen etc.[28]

Arbeitslosigkeit, wenn sie länger andauert, ist nicht nur mit einem Armutsrisiko verbunden,
sondern auch mit einer Beeinträchtigung der Gesundheit, die zu einer verstärkten
Inanspruchnahme des Gesundheitsversorgungssystems führt.

---

[27] Vgl.: Boeckh J.: Sozialpolitik in Deutschland.VS Verlag für Sozialwissenschaften. Wiesbaden 2004, S.193.

[28] Vgl.:Hans Böckler Stiftung (Hrsg.): Armut und Reichtum in Deutschland. Düsseldorf 2003, S. 48.

Von Arbeitslosigkeit sind vor allem Schwerbehinderte betroffen, wenngleich die Zahl aufgrund arbeitsmarktpolitischer Anstrengungen der Bundesregierung sich deutlich verringert hatte, Ausländer/Innen aufgrund schlechter Bildungsabschlüsse und Frauen aufgrund unterbewerteter Berufe, sowie Kindererziehung. Das Sozialhilferisiko verlagert sich immer mehr von älteren zu jüngeren Bevölkerungsgruppen, insbesondere allein erziehenden Frauen, sowie in Deutschland lebenden Ausländer/Innen.[29]

3.3.2 Arbeitsmarktpolitik

Arbeitsmarktpolitik ist das Handeln des Staates oder Staatenbundes und seiner arbeitsmarktorientierten Institutionen, um den Zugang von Arbeitswilligen zur Erwerbsarbeit und die Situation der ArbeitnehmerInnen im Arbeitsmarkt allgemein zu verbessern bzw. zu ermöglichen.[30]

Die Regelungen des SGB III *Arbeitsförderungsgesetz* sind Kernstück der Arbeitsmarktpolitik in Deutschland. Das Gesetz unterscheidet grundsätzlich zwischen Regelungen, die sich
- „auf den Bereich Beschäftigung und Arbeitsmarkt,
- auf Leistungen zum Erhalt und zur Schaffung von Arbeitsplätzen, sowie
- auf Leistungen bei Arbeitslosigkeit bzw. Zahlungsunfähigkeit des Arbeitgebers"[31]

beziehen. Zur Erreichung des Ziels dienen die *aktiven* und *passiven* Instrumente der Arbeitslosenversicherung. Die von den Versicherten und Arbeitgebern hälftig getragenen Beiträge gehen in die Leistungen ein und können somit finanziert werden. Der Beitragssatz liegt bei 6.5%, wobei die Beitragsbemessungsgrenze der Gesetzlichen Rentenversicherung gilt. Für bestimmte Transferleistungen (*Winterbaugeld* und *Insolvenzgeld*) werden daneben Umlagen bei den Arbeitgebern der Bauwirtschaft bzw. bei den Unfallversicherungsträgern erhoben. Und schließlich übernimmt der Bund für die Aufgaben die Kosten, die er der Bundesagentur für Arbeit überträgt. Im Wesentlichen zählten bis zum 1. Januar 2005 (oder? Arbeitslosenhilfe gibt es doch jetzt nicht mehr?) hierzu die Auszahlung der Arbeitslosenhilfe. Nach jahrelanger Diskussion, die unter dem Schlagwort „Hartz IV" geführt wurde, wurde die Arbeitslosenhilfe mit der Sozialhilfe unter der Bezeichnung Arbeitslosengeld II zusammengefasst.

---

[29] Vgl.:Hans Böckler Stiftung (Hrsg.): Armut und Reichtum in Deutschland. Düsseldorf 2003, S. 57.
[30] Vgl.: http://de.wikipedia.org/wiki/Arbeitsmarktpolitik, 30.04.2006
[31] Boeckh J.: Sozialpolitik in Deutschland.VS Verlag für Sozialwissenschaften. Wiesbaden 2004, S.203-204.

Es besteht eine Versicherungspflicht für alle Personen in der Arbeitslosenversicherung, die einer sozialversicherungspflichtigen, abhängigen Erwerbsarbeit nachgehen oder eine Berufsausbildung ausüben.

Auch für Mütter mit Kindern bis zum dritten Lebensjahr, wenn sie unmittelbar vor der Geburt eine sozialversicherungspflichtige Beschäftigung ausgeübt haben und sich im Erziehungsurlaub befinden, besteht eine Versicherungspflicht. Beamte, Richter und Zeitsoldaten sind jedoch aus der Arbeitslosenversicherung ausgenommen.[32]

3.3.2.1 Aktive Arbeitsmarktpolitik

Durch aktive Leistungen der Bundesagentur für Arbeit soll Arbeitslosigkeit verhindert werden, bevor sie entstehen kann. Damit wird auch der Überwindung geschlechts- und altersspezifischer Probleme, der Förderung beruflicher Mobilität, sowie der Überwindung struktureller Barrieren auf dem Arbeitsmarkt Vorrang vor der Einkommenssicherung bei Arbeitslosigkeit eingeräumt. Weitere Maßnahmen sind Berufsberatung, berufliche Aus- und Fortbildung sowie Umschulung, Arbeitsvermittlung, die Förderung der Arbeitsaufnahme (auch als zukünftige Selbstständige), Leistungen zur Rehabilitation und die Eingliederung von Ausländern.[33]

3.3.2.2 Passive Arbeitsmarktpolitik

Bei den passiven Leistungen stehen die Arbeitslosengeldzahlungen im Vordergrund. Daneben gibt es noch die Zahlung von *Kurzarbeitergeld* bei vorübergehender Arbeitslosigkeit oder das *Insolvenzgeld* bei bestehender Arbeitslosigkeit. Mit den Zahlungen können Lohnansprüche ausgeglichen werden, wenn sich die Unternehmen in einer schwierigen wirtschaftlichen Lage bzw. nach einem Konkurs bereits in Auflösung befinden:

- Arbeitslosengeld (ALG):

ALG ist eine Versicherungsleistung, deren Bezugsdauer von der Beschäftigungsdauer abhängig ist. Für den Anspruch dieser Leistung muss eine bestimmte Anwartschaftszeit mit Beiträgen erbracht worden sein. Leistungsdauer und Anwartschaft stehen in einem Verhältnis von 1:2, das heißt, dass für jeden Leistungsmonat davor zwei Beitragsmonate erbracht worden sein müssen. Bezahlt wird das Arbeitslosengeld bis zum 65. Lebensjahr. Die Bezugsdauer bemisst sich am Alter der Betroffenen.

---

[32] Vgl.: Boeckh J.: Sozialpolitik in Deutschland.VS Verlag für Sozialwissenschaften. Wiesbaden 2004, S.203-204.
[33] Vgl.: Boeckh J.: Sozialpolitik in Deutschland.VS Verlag für Sozialwissenschaften. Wiesbaden 2004, S.204-205.

Die maximale Bezugsdauer liegt bei über 57-jährigen Personen bei etwa 32 Monaten und einer Mindestanwartschaft von 64 Monaten (Ab 1. Januar 2005: max. 18 Monate ab 55 Jahren). Es ist wichtig, dass der Arbeitslose dem Arbeitsamt für Vermittlungsbemühungen und damit dem Arbeitsmarkt zur Verfügung steht. Des Weiteren muss die Meldung über die Arbeitslosigkeit rechtzeitig beim Arbeitsamt eingehen, ansonsten drohen Leistungskürzungen (*Sperrzeiten*).

Ein erhöhter Leistungssatz wird gewährt, wenn der/die Leistungsbezieher/-in bzw. sein/ihr nicht dauernd getrennt lebender – ebenfalls unbeschränkt einkommenssteuerpflichtiger – Ehegatte oder Lebenspartner mindestens ein Kind hat. Jedoch erhöhen weitere Kinder das Arbeitslosengeld nicht.

- Arbeitslosenhilfe (Alhi):

Arbeitslosenhilfe abgekürzt Alhi, war eine steuerfinanzierte Fürsorgeleistung. Anspruch auf Arbeitslosenhilfe hatten bis zum 1. Januar 2005 sozialversicherungspflichtig beschäftigte Arbeitnehmer, die

- arbeitslos geworden waren und sich bei der Bundesagentur für Arbeit gemeldet hatten,
- durch fehlende Anwartschaftszeiten keinen Anspruch auf Arbeitslosengeld (ALG) hatten,
- deren Anspruch auf Arbeitslosengeld abgelaufen war und die im Laufe des letzten Jahres nicht mehr als 21 Wochen Sperrzeiten angesammelt hatten und
- bedürftig waren.

Die Arbeitslosenhilfe konnte bis zum 65. Lebensjahr gezahlt werden. Sie betrug 53 bzw. 57 Prozent des vorherigen Nettoeinkommens (*Bemessungsentgelt*). Am 1. Januar 2003 (Viertes Gesetz für moderne Dienstleistungen am Arbeitsmarkt) wurde die Zusammenführung der Arbeitslosenhilfe und der Sozialhilfe zu einer neuen Leistung, dem Arbeitslosengeld II/Sozialgeld, beschlossen. Die Regelungen sind am 1. Januar 2005 in Kraft getreten. Das Leistungsrecht der Arbeitslosenversicherung ist in den letzen Jahren das Ziel vielfältiger Veränderungsbemühungen gewesen.[34]

---

[34] Vgl.: Boeckh J.: Sozialpolitik in Deutschland.VS Verlag für Sozialwissenschaften. Wiesbaden 2004, S.205-207.

4 Schlussfolgerung

Armut wird als Chancenmangel, ein Leben zu führen, das gewissen Minimalstandards entspricht, definiert und ist in Deutschland relativ gering im Gegensatz zu vielen anderen Ländern. Dank verschiedener sozialer Sicherungssysteme ist die Armutsquote in Deutschland vergleichsweise gering.

In meiner Arbeit ging es mir speziell um die sozialen Sicherungssysteme in Deutschland, die zur Bekämpfung von Armut dienen. Durch die soziale Unterstützung wird die Armutsquote gering gehalten.

Nicht nur Menschen mit einer Behinderung werden durch die sozialen Sicherungssysteme abgesichert, auch haben Familien bzw. Alleinerziehende und Arbeitslose in der Bundesrepublik Deutschland Anspruch auf soziale Unterstützung.

Wichtig ist daneben auch die soziale Absicherung von Rentnern, worauf ich in meiner Arbeit jedoch nicht eingegangen bin.

Das soziale Sicherungssystem in der BRD ist mittlerweile eines der leistungsfähigsten der Welt. An dem sozialen Netzwerk haben Gesetzgeber, Parteien, Rechtsprechung, Gewerkschaften, Arbeitgeberverbände und die zahlreichen Verbände und Organisationen mit sozialpolitischer Zielrichtung mitgewirkt. Auch wenn es heute in Deutschland zur Selbstverständlichkeit geworden ist, darf sein Wert für eine wirkungsvolle Bekämpfung von Armut und sozialer Ausgrenzung nicht unterschätzt werden.[35]

---

[35] Vgl.: Bundesministerium für Gesundheit und soziale Sicherung: Soziale Sicherung. Bonn 2005, S.3.

5 Literaturverzeichnis

1. Bundesministerium für Gesundheit und soziale Sicherung: Soziale Sicherung. Bonn 2005.
2. Boeckh J.: Sozialpolitik in Deutschland.VS Verlag für Sozialwissenschaften. Wiesbaden 2004.
3. Hans Böckler Stiftung (Hrsg.): Armut und Reichtum in Deutschland. Düsseldorf 2003.
4. http://de.wikipedia.org/wiki/Armut, 25.04.06
5. http://de.wikipedia.org/wiki/Arbeitsmarktpolitik., 25.04.06
6. http://www.ot-forum.de/e6849/e6900/index_ger.html, 25.04.06